AF219948

Borax

für Anfänger

Bor, ein verbotenes Heilmittel?

Sebastian Löwenthal

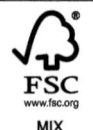

FSC
www.fsc.org

MIX

Papier aus ver-
antwortungsvollen
Quellen
Paper from
responsible sources

FSC® C105338

⚗ INHALT

Borax – ein verbotenes Heilmittel?

In diesem Buch werden Ihnen verschiedene Aspekte, unter anderem zur Anwendung aber auch zur Geschichte und Wirkungsweise sowie die gesetzliche Lage von Bor/ Borax näher gebracht. Vielleicht kennen Sie aus damaliger Zeit das „Wundermittel" Borax als Waschmittel oder Insektizid? In der richtigen Dosierung jedoch soll

Borax alles andere als schädlich sein. Wie das sein kann und welche Wirkung es auf unseren Stoffwechsel, sowie Hormone und Stoffwechselenzyme hat, wird Ihnen hier erklärt. Böse Zungen behaupten, dass dieses Mineral bewusst von der Pharmaindustrie und der Medizin zurückgehalten würde.

Der Grund solle sein, dass Borax eine bessere Wirkung auf verschiedene gesundheitliche Probleme wie Arthrose oder Osteoporose und deren Entstehung hat, als andere Medikamente die durch die Pharmakonzerne produziert und verkauft werden. Es ist bedauerlicher Weise ja bekannt, dass diese großen Konzerne meistens nur für den Profit arbeiten, von daher wäre es aus dieser Sicht denkbar.

Bei dem Verbot wurde aber nicht bedacht, dass das besondere Merkmal des Lebens der Fluss elektrischer Impulse ist und nicht die Elemente, aus denen ein Körper besteht. So besteht der leblose Körper noch aus genau denselben festen organischen Verbindungen wie noch zu Lebzeiten.

Es fehlt ihm aber der alles entscheidende Fluss der Elektronen. Genau dieser Stromfluss im Körper soll jedoch erst durch Bor/Borax möglich sein. Bitte machen Sie sich selbst ein Bild. Es werden Ihnen hier in diesem Buch aus neutraler und objektiver Sicht alle Fakten, Möglichkeiten aber auch die Risiken zu dem Thema Borax als „Heilmittel" nähergebracht.

Aufgrund seiner besonderen Wirkung vor allem auf die Entkalkung des Körpers aber auch auf verschiedene Stoffwechselvorgänge ist es nach wie vor sehr beliebt. Dies wird wohl auch der Grund sein, weshalb sich so viele Händler, Hersteller und auch Privatleute über das europaweite Verbot bezüglich des Verkaufs und des Handels an Privatleute hinwegsetzen. Sei es aus Unwissenheit oder zum bewussten „Boykott" des Verbots.

WIE SIEHT BORAX AUS UND WO LIEGT DER UNTERSCHIED ZU BOR

Borax ist ein chemisches Element, welches zusammen mit Bor und Borsäure zu der Gruppe der Borate gehört. Sie sind also „Verwandte" dieser Gruppe, die sich in ihren Eigenschaften ähneln. Alle Mitglieder dieser Gruppe stellen jedoch einen einzelnen Stoff dar. Borax kommt in unterschiedlich geformten Kristallen oder Mineral-Aggregaten vor und weist optisch eine muschelbruchartige Struktur, sowie einen matten bis glasigen Glanz auf. Seine Farbe ist meistens farblos, hellgrau oder ganz weiß. Es gibt jedoch auch die Möglichkeit einer leichten hellgrünen oder hellblauen Färbung.

Korrekte chemische Bezeichnung und Eigenschaften

Borax ist ein seltenes chemisches Element mit der Ordnungszahl 5, welches beim Erhitzen von etwa 100°C seinen Kristallwasseranteil verliert und ein Pentahydrat bildet. Ab 400°C erhält man wasserfreies Natriumtetraborat. Wie die meisten chemischen Stoffe, hat auch Borax mehrere Bezeichnungen. Die korrekte chemische Bezeichnung für dieses Mineral ist: Natriumtetracarbonat-Decahydrat, Dinatriumtetracarbonat-Decahydrat oder einfach nur Natriumborat. Aufgrund dieser Namensgebung ist der chemische Aufbau relativ leicht herzuleiten, denn aufgrund des Aufbaus dieses Minerals hat sich der Name ergeben. Borax besteht aus zwei Natrium-Atomen, vier Bor-Atomen und zehn (aber auch manchmal weniger) Kristallwasser-Molekülen. Ein neutraler pH-Wert liegt bei 7. Borax hingegen besitzt einen pH-Wert von 9-10, somit ist es also stark alkalisch. In seiner ursprünglichen Form ist es äußerst hart und sehr hitzebeständig. Erstaunlicherweise besitzt Borax die höchste Zugfestigkeit aller bekannten Elemente.

Die Geschichte von Borax

Borverbindungen sind schon seit vielen hundert Jahren bekannt. Entdeckt wurde das Mineral bereits im Jahr 1546 in Indien, doch wurde es erstmals von dem schwedischen Mineralogen Johan Gottschalk Wallerius im Jahr 1748 in Europa beschrieben. So leitete er den Namen vom lat. „bauraq" für „weiß" ab. Schon im alten Ägypten wurde zur Mumifikation das

Salzmineral Natron eingesetzt. Dieses Salzmineral enthielt unter anderem auch Borate. Selbst im alten Kaiserreich China und dem antiken Rom, wurde schon Boraxglas im Rahmen der Glasherstellung eingesetzt. Im Jahre 1808 stellten die französischen Chemiker Gay-Lussac und Thénard erstmals Bor durch die Reduktion von Bortrioxid mit Kalium her. Im Jahre 1824 gelang es schließlich dem englischen Chemiker Sir Humphry Davy, Borsäure herzustellen. Dies stellte den Anfang der Verwendung von Borax dar.

Das natürliche Vorkommen von Borax

B orax kommt in natürlicher Form als Mineral in verschiedenen Regionen der Erde sowie in allen natürlichen und unverarbeiteten Lebensmitteln vor. Die Menge des enthaltenen Minerals schwankt allerdings in den jeweiligen Lebensmitteln. Auch in den verschiedenen Regionen schwankt natürlich der Gehalt von Borax bzw. Bor im Boden. In welchen Ländern es vorwiegend abgebaut wird und in welchen Lebensmitteln es vorkommt, wird Ihnen nachfolgend dargelegt.

IN DER FREIEN NATUR

Verschiedene Borverbindungen kommen in einer Konzentration von 10 ppm bis 8000 ppm (parts per million) in der Erdkruste vor. Laut Schätzungen von Wissenschaftlern wird vermutet, dass pro Jahr etwa 4 Millionen Tonnen flüchtige Borsäure in die Atmosphäre, durch die Verdunstung von Wasser tritt.

Des Weiteren findet es sich als zehnthäufigstes Element unter den sogenannten ozeanischen Salzen, mit einem Wert von 4,6 ppm wieder. Das ist durchaus ein beachtlicher Wert. Aber auch durch die Vertrocknung von salzigen Seen, als eine Art Ablagerung entsteht das Mineral Borax. Aus diesem Grunde werden solche Seen Borax-

Seen genannt. Hauptsächlich kommt Borax in Kalifornien und der Türkei vor. Jedoch auch in der Mojawe-Wüste in Nevada gibt es ein natürliches Vorkommen dieses Minerals. Im Jahr 1872 wurden die ersten Borax-Vorkommen im Death Valley in Kalifornien entdeckt und abgebaut. Weitere Minen zum Abbau von Borax befinden sind in Boron, Searles Lake und Borax Lake. Ebenfalls bekannt geworden für einen großflächigen Boraxabbau ist die türkische Stadt Kirka.

IN UNVERARBEITETEN LEBENSMITTELN

Sie wurden bestimmt auch schon mal nach Ihrer Ernährung gefragt. Sei es von Bekannten oder von einem Arzt. Wenn Sie sich gesund ernähren und oft zu frischem Obst und Gemüse greifen, kann es durchaus sein, dass Sie circa zwei bis fünf Milligramm Bor pro Tag zu sich nehmen. Wie viel Milligramm es tatsächlich sind, hängt aber natürlich auch stark davon ab wo und wie das Obst und

Gemüse angebaut wird, welches Sie essen. Die Deutsche Gesellschaft für Ernährung e.V. hat keinen Referenzwert für die tägliche Dosis festgelegt. Da chemische Dünger den Pflanzen die Aufnahme von Bor erschweren, ist dessen Gehalt in Bio-Produkten deutlich höher. So kann ein Bio-Apfel der auf einem guten Boden angebaut wurde, durchaus bis zu 20 Milligramm Bor enthalten.

Während konventionell angebaute Äpfel nur etwa ein Milligramm Bor enthalten. Man kann also sagen, dass durch die hauptsächlich konventionellen Anbaumethoden und dem Griff zu eher günstigeren Produkten, heute deutlich weniger Bor aufgenommen wird als noch vor 50 oder 100 Jahren. Dazu kommt noch, dass wir aufgrund unserer häufig umfangreichen Garmethoden, die Verfügbarkeit von Bor, aber natürlich auch von allen anderen wichtigen Vitaminen und Spurelementen, deutlich reduzieren.

Das Kochwasser enthält viele von den Mineralien die durch den Garprozess aus dem Gemüse verloren gegangen sind. In den meisten Fällen wird dieses Kochwasser weggeschüttet, anstatt es in anderer Form mit in die Zubereitung vom Essen zu integrieren. Dies ist auch ein Grund weshalb zu wenig Bor aufgenommen wird. So enthält zum Beispiel ein frischer Pfirsich 7mg Bor auf 100mg, Rettich 2,1mg/100mg und eine Gurke 3,6mg/100g. Aber auch Milch und Milchprodukte enthalten von Natur aus kleinen Mengen an Bor. Weitere Lebensmittel mit einem überdurch- schnittlich hohen natürlichen Boraufkommen sind Rote Beete, Avocado, Nüsse, Pflaumen und Grünkohl.

Gewinnung und Verarbeitung von Borax

In Gebieten mit einem natürlichen Vorkommen an Borax, gibt es die sogenannten Borax-Minen. Hier wird es ganz klassisch, wie man sich so einen Abbau von Mineralien bzw. „Gestein" vorstellt, abgebaut. Die größten Abbaugebiete von Borax befinden sich in Kalifornien und in der

Türkei. Es gibt jedoch auch kleinere Abbaugebiete auf allen Kontinenten dieser Erde. Nachdem das Mineral abgebaut wurde, wird es durch spezialisierte Unternehmen weiterverarbeitet.

So wird es mittels komplizierter Verfahren von anderen Stoffen getrennt, gereinigt, entwässert und zu den verschiedenen Borverbindungen verarbeitet, sodass am Ende unter anderem das gewünschte Endprodukt in Form von Pulver gewonnen wurde. Das Pulver wird dann für die weitere Herstellung und Vermarktung für zum Beispiel Tabletten oder rein in Form von Pulvern an den jeweiligen Hersteller und Händler verkauft.

Damalige Darreichungsformen

In einigen Ländern Neuseelands und den USA können Sie Borax auch heute noch in der Haushaltsabteilung von Supermärkten und Drogerien finden. Das war auch früher in Deutschland und der EU möglich. Es wurde in Pulverform in der Abteilung für Reinigungsmittel angeboten aber auch in Form von Kapseln, Tabletten oder auch Globulis konnte es in Apotheken und Drogerien wie heute Rossmann oder DM käuflich erworben werden. Aus dem Pulver wurde meist eine Art

Konzentrat hergestellt, die Tabletten, Kapseln und Globulis hingegen konnten direkt entsprechend richtiger Dosierung eingenommen werden.

Wofür wurde Borax eingesetzt

Aufgrund der vielen verschiedenen chemischen Reaktionen die dieses Mineral verursacht, dient und diente es als ein vielseitig einsetzbares Mittel. In der Industrie wurde und wird es unter anderem noch immer für die Glasur von Oberflächen von zum Beispiel Keramik, Ton, Glas oder aber auch Porzellan verwendet. Aber auch für die Herstellung von Emaille wird Borax genutzt und fand hierin damals eine seiner ersten Anwendungen. Im Haushalt ist es Ihnen vielleicht aus früherer Zeit sogar bekannt. Es wurde als Waschmittel, zum Reinigen und zur Desinfektion verschiedener Sachen eingesetzt. Es wurde aufgrund seiner Eigenschaften auch eine gute Wirkung gegen Schimmel festgestellt und dahingehend auch verwendet.

Wie weiter oben schon erwähnt besitzt Borax eine bindende Wirkung, so kam es auch als „Geruchsneutralisator" und zur Fleckenentfernung zum Einsatz. Doch auch in der Lebensmittelindustrie wurde es damals hierzulande als Konservierungsmittel eingesetzt und ist bis heute in Ländern des asiatischen Raumes aber auch in Regionen rund um Arabien, noch immer sehr beliebt. Hier muss allerdings erwähnt werden, wird Borax in zu hohen Mengen eingenommen, kann es durchaus unerwünschte Folgen haben. Wie immer gilt hier, die Menge macht das Gift. Hier in Deutschland darf es schon lange nicht mehr zur Konservierung eingesetzt werden. Es findet seinen alleinigen Anwendungsbereich in Bezug auf Lebensmittel ausschließlich noch in der Haltbarmachung von echtem Kaviar.

Die Gesundheitsbehörde gibt bekannt, dass das darin verwendete Borax eine so geringe Menge vorweist, dass davon kein Schaden genommen werden kann. Nach dem allgemeinen und generellen Verbot des Verkaufs, wurde es leider auch für medizinische Anwendungen verboten. Es wird lediglich, auch heute noch, in Form von Borwasser mit einem 10% Borsäure-Gehalt bei starken Verätzungen durch sowohl Säuren als auch durch Laugen als bestes Rettungsmittel eingesetzt.

Borax als „Heilmittel"

Bor und Borax haben im Grunde die glei-
che Wirkung, sie haben Einfluss auf den
Stoffwechsel, auf die Biosynthese von
Steroidhormonen, die Gehirnfunktion aber auch
eine entzündliche Wirkung sowie Einfluss auf den
mitochondrinalen Energiestoffwechsel (Mito-
chondrien sind Zellorganellen mit einer eigenen
Erbsubstanz und werden häufig auch die

„Kraftwerke" der Zellen genannt). Sie wirken beide stark desinfizierend, vor allem gegen Pilze. Bei Tieren und Pflanzen ist bekannt, dass Bor essentiell für die Funktion und Stabilität der Zellwände und für die Übermittlung von Signalen und Reizen durch die Zellmembranen ist. So wird es im ganzen Körper verteilt.

Die größte Menge an Bor enthält die Nebenschilddrüse. Danach kommen Knochen und Zahnschmelz. Durch die Wirkung auf die Nebenschilddrüse, hat es Einfluss auf die Aufnahme und den Stoffwechsel von Magnesium, Phosphor und Kalzium. Aus diesem Grund, ist es für die Knochen, den Zahnschmelz und auch für die Nebenschilddrüse und die damit verbundenen Vorgänge unverzichtbar.

Durch einen Bormangel wird von der Schilddrüse zu viel ihres Hormons ausgeschüttet, was zur Hyperaktivität der Nebenschilddrüse führt. Das hat zur Folge, dass das Schilddrüsenhormon Kalzium aus den Knochen und den Zähnen freisetzt. Dadurch steigt der Kalziumspiegel im Blut an und kann zu Gelenksarthrosen, Arthritisformen, Osteoporose sowie Zahnschäden führen.

Erhöhte Kalziumwerte führen außerdem zur Verkalkung des Weichteilgewebes. Dies kann Muskelverspannungen und die typische Gelenksteifigkeit, vor allem im zunehmenden Alter, verursachen. Es kann des Weiteren zur Verkalkung der Arterien und Hormondrüsen, aber auch zu Nierensteinen und Nierenverkalkung kommen. Dies wiederum kann früher oder später zum Nierenversagen führen. Bor/ Borax hat ebenso einen Einfluss auf die Umwandlung von Vitamin D und auf den Stoffwechsel der Steroidhormone. Dies hat eine Erhöhung des Testosterons bei Männern oder eine Erhöhung des Östrogenspiegels bei Frauen in den Wechseljahren zur Folge. Bor soll weiterhin eine positive Wirkung auf die Gehirnfunktion haben.

Der deutsche Forscher Dr. Paul-Gerhard Seeger gab einst bekannt, dass die tumoröse Veränderungen von Zellen immer mit dem Verfall der Zellmembranen beginnt. Aufgrund der stabilisierenden Eigenschaften auf die Zellmembrane von Bor, könnte ein Mangel an diesem Mineral ein ernstzunehmender Faktor für Krebserkrankungen sein. Vor allem wenn man überlegt, dass Krebserkrankungen scheinbar immer öfter vorkommen und wir immer weniger Bor über unsere Nahrung aufnehmen, aber dazu später mehr.

Ein Grund könnte allerdings auch die allgemeine schlechte Ernährung und mangelnde Qualität der Produkte sein.sofern Sie sich aber ausgewogen und gesund ernähren, sollten Sie keinen Mangel an Bor haben. Eine Ernährung die wenig Bor enthält senkt zusätzlich den Vitamin-D-Spiegel im Blut. Jetzt könnte man darüber philosophieren, warum so viele Menschen in Deutschland auch an einem Vitamin-D-Mangel leiden.

Liegt es an dem normalerweise eher mäßigen Sommer in Deutschland ohne viel Sonne? Weil viele Menschen sich nicht mehr genügend an der frischen Luft bewegen und so kein Vitamin-D tanken können oder liegt es eventuell an einer schlechten und Borarmen Ernährung? Vermutlich kommen hier einige Faktoren zusammen zum Tragen.

Ein solcher Mangel an Bor kann jedoch Hormonstörungen, dermatologische Erkrankungen wie Allergien, Akne oder Ekzeme aber auch Darmentzündungen verursachen. Die Blutbildung und die Immunabwehr wird gestört und das Risiko, an Osteoporose sowie Arthrose zu erkranken, wird erhöht.

Trotz dessen schon lange bekannt ist, dass der Borgehalt der menschlichen Knochen etwa fünfmal so hoch ist, wie der des Blutes oder des Gesamt-Körper-Durchschnitts, wurde bisher von den Forschern nicht verstanden, dass Bor offensichtlich auch bei Mensch und Tier für den Stoffwechsel in Bezug auf Calcium, Phosphor und Magnesium nötig ist. Darüber hinaus befindet es sich auch in komplexen Verbindungen mit den Vitaminen C, B2, B6 und D3. Bor wird in kleinsten Mengen auch für das gesunde Muskelwachstum benötigt. Leider wissen selbst die meisten Ärzte heute noch nicht, welchen Stellenwert Bor auch im

Zuckerstoffwechsel des Körpers spielt. Dabei ist der Zuckerstoffwechsel für die Verwertung von Energie, eine Grundfunktion des Lebens.

Zu diesen Ergebnissen kam es nur, weil es in den USA nicht verboten ist und daher Forschungen diesbezüglich durchgeführt werden konnten. Da Bor bei falscher Anwendung schnell toxische Konzentrationen im Körper erreichen kann, war es natürlich richtig, die Verwendung von Bor und Borax in Bezug auf die Konservierung von Lebensmitteln zu verbieten. Fatal war jedoch, die Verwendung von Bor grundsätzlich zu verbieten. Denn mit diesem Verbot, wurden weitergehende Forschungen und neue Erkenntnisse in Europa nahezu ausgeschlossen.

In den USA wurde jedoch im Jahr 1987 erstmals nachgewiesen, dass Bor tatsächlich Einfluss auf den Calcium- und Hormonhaushalt des Menschen hat und insbesondere dann regulierend wirkt, wenn die menschlichen Hormone der Schild- und Nebenschilddrüse im Alter nicht mehr ausreichend gebildet werden und daher die

Regulierung des Calciumhaushalts nur noch eingeschränkt möglich ist. Des Weiteren kann altersbedingte Osteoporose mit Hilfe von Bor sehr wirkungsvoll therapiert werden.

Erstaunliche Berechnungen ergaben, dass insgesamt 15.198.623 Transaktionen des DNA-RNA Codes durch Bor nötig sind, um diesen natürlichen Serin-Aufbau zu bewerkstelligen. Serin ist eine Aminosäure, die in fast allen Proteinen enthalten ist. Man kann durchaus sagen, dass sie eine der wichtigsten Einkohlenstoffkörper des Stoffwechsels ist und zählt außerdem zu den glucogenen Aminosäuren. So enthalten viele verschiedene Enzyme Serin als Bestandteil ihres aktiven Zentrums. Proteine werden durch Bor im Zellplasma stabilisiert, der Proteinstoffwechsel und die Enzymaktivität werden beeinflusst und reguliert, obwohl Bor bei der Bildung der Enzyme und deren chemischer Aktivierung nicht direkt beteiligt ist.

Organisches Bor hilft bei der Produktion natürlicher Steroid-Verbindungen und

Komplexbildungen von Steroiden mit Proteinen. So ist es vor allem für die Hormonwirkung mancher Steroide verantwortlich. Weitere Studien zeigten auf, dass wenn Bor in der richtigen Menge zugeführt wurde, die Hirnfunktionen anstiegen.

Doch leider blieb dagegen in Europa die Bedeutung von Bor, in Bezug auf das menschliche Hirn und der Funktion bis heute völlig unbeachtet, obwohl Rauen im Jahr 1964 darauf hinwies, dass Bor mit seinem hohen Anteil am Gesamthirn von 200 - 500 µ den ersten Platz vor allen anderen Spurenelementen einnimmt. So wurden bei einer geringen Zufuhr von Bor, verringerte Hirnströme und verringerte Wellenlängen festgestellt. Die daraus entstehenden Folgen können eine geringe Aufmerksamkeit und eine schlechtere Motorik sein.

1904 tauchte der erste Hinweis zur Toxizität auf. So traten bei Freiwilligen, die über 500 mg Borsäure am Tag aufnahmen Symptome wie verringerter Appetit, Übelkeit, Leibbeschwerden und Durchfall auf. Nachdem dies bekannt geworden war und darüber berichtet wurde, ging die Verwendung als Konservierungsmittel und Geschmacksverstärker stark zurück. Ironischerweise ist Bor durch Mononitrat-Glutamat ersetzt worden. Doch Mononitrat-Glutamat ist bewiesenermaßen neurotoxisch. Doch dennoch wird es weiterhin in großem Umfang verwendet.

Es stimmt allerdings, dass Borverbindungen bei allen Spezies toxisch wirkten, bei denen es in hohen Dosen getestet wurde. Es wurde jedoch keine karzinogenen und mutagenen Eigenschaften beobachtet, obwohl dies Bor nachgesagt wird. In toxikologischen Studien an Menschen ergab sich, dass eine tägliche Einnahme der maximalen Dosis von 0,3 mg/kg Körpergewicht als sicher gilt. Dies entspricht einer täglichen Einnahme von 18 mg Bor bei einem 60 kg schweren Menschen.

In der Zeit von 1983 bis 1985 wurden 368 Patienten nach einer erhöhten Aufnahme von Bor ins Rocky Mountain Poison and Drug Center (RMPDC) eingeliefert. Vier von ihnen nahmen 10-297g Bor zu sich und wiesen dementsprechend einen erhöhten Borsäurespiegel im Blut auf. Jedoch wiesen diese vier Patienten keine systemischen Effekte durch die Einnahme auf.

Unter der Anzahl von Patienten wurde nur ein Todesfall mit Borsäure gemeldet, wahrscheinlich durch eine chronische Aufnahme. In den anderen Fällen traten Erbrechen, Übelkeit, Durchfall und Leibkrämpfe auf. Diese Beobachtungen deuten jedoch darauf hin, dass eine Vergiftung durch eine einmalige, akute Einnahme von Borsäure unwahrscheinlich ist. Ein Bericht von Pinto et al. zeigte, dass das Ausscheiden von Vitamin B2 durch die Einnahme von Borsäure ausgelöst werden kann.

So sollten Patienten, die borhaltige Nahrungsergänzungsmittel einnehmen, auch die Ergänzung von Vitamin B in Betracht ziehen. Gordon et al. berichteten einen Fall von zwei kleinen Kindern im Jahr 1973, die über einen längeren Zeitraum einen in Honig-Borax-Lösung getunkten Schnuller benutzten. Bei diesen Kleinkindern wurden Haarausfall, Anämie und Anfälle festgestellt. Alle Symptome und Merkmale verschwanden wieder, nachdem keine Bor-Honig-Mischung mehr verwendet wurde.

Die kritischen Wirkungen von Bor und Borax sollen auch die männliche Fortpflanzung betreffen, wo es eine Toxizität aufgewiesen haben soll. So kam es zu gewissen Auswirkungen auf die Hoden nach einer Einnahme von etwa 26 mg Boräquivalenten je Kilogramm Körpergewicht täglich. Es befinden sich unter den Daten über die endokrine Toxizität auch Veränderungen auf das follikelstimulierende Hormon und Testosteron innerhalb von 14 Tagen der Behandlung. Es ist allerdings wichtig zu betonen, dass die Dosen, die diese Wirkungen ausgelöst haben, deutlich **höher** sind als die Dosen, denen die menschliche Bevölkerung ausgesetzt sein kann.

So wurden bei verschiedenen Arbeitern, die täglich Boraten ausgesetzt waren und Menschen die täglich hohe Bormengen über die Umwelt aufnahmen, keine Auswirkungen auf die Fruchtbarkeit beobachtet. Aus diesem Grund erscheint die Möglichkeit einer Borvergiftung aufgrund von geringen Mengen Borsäure und anorganischen Boraten fernliegend.

Somit kann man zusammenfassend sagen, dass Bor auf die Gesundheit und Krankheiten durchaus sehr wichtige Funktionen aufweist, die einer intensiven klinischen Beachtung wert sind. Wie schon erwähnt ist Bor ein integratives Element, das die Funktionen von Kalzium, Magnesium und Vitamin D unterstützt. Bor verbessert die Integrität von Knochen und Gelenken und die Gehirnfunktionen.

Des Weiteren zeigen Ergebnisse einer Studie, dass Bor das wichtigste Element bei der Vorbeugung von Prostatakrebs sei. Diese Feststellung ergänzt eine Grundlagenstudie. Diese Studie zeigte, dass Bor ein Hemmer von Serumsproteasen wie PSA ist und so das PSA und das Volumen von Prostatakrebs signifikant senkte

Wie bei nahezu allen Medikamenten und anderen Mitteln sollten Sie stets auf die korrekte Anwendung und Dosierung achten. Es ist zwar ein natürliches Mittel aber auch diese können unangenehme Folgen haben. Es sollte also darauf geachtet werden, dass Sie direkten Augenkontakt vermeiden und es vor allem für Kinder immer unzugänglich aufbewahren.

WAS IST DER KALZIUM-MAGNESIUM-STOFFWECHSEL UND IN WELCHER VERBINDUNG STEHT BORAX DAZU

Zum einen sind diese beiden Stoffe Gegenspieler, sog. Antagonisten, im menschlichen Körper. Sie sind aber auch ihr jeweiliger „Kooperationspartner". Kalzium befindet sich fast ausschließlich in den Knochen, während Magnesium zur Hälfte im Knochen und zur anderen Hälfte in Muskeln, Geweben und ein kleiner Teil sich im Blut befindet. Die Nieren sind dafür zuständig, dass dieser Wert immer konstant gehalten wird und scheiden deshalb immer den überschüssigen Teil über den Urin aus. Wenn die Muskeln kontrahieren, gelangt Kalzium in die Zellen, wenn sie sich entspannen wird das Kalzium wieder „herausgepumpt" und das Magnesium tritt stellvertretend dafür ein. Dieser Vorgang benötigt sehr viel Energie.

Steht diese Energie dem Körper nicht zur Verfügung, kann sich das Kalzium im Inneren ablagern. Ein Energiemangel kann durch unterschiedliche Ursachen verursacht werden. Die klassischen Ursachen sind jedoch eine Candida-Infektion, ein gestörter Zucker- oder Fettstoffwechsel, Fehlernährung oder eine Ansammlung von Stoffwechselprodukten und –giften. Aufgrund dieser Probleme und Ansammlungen, können die Muskeln nicht richtig entspannen und neigen dazu, sich zu versteifen und häufiger zu verkrampfen.

Das Kalzium kann sich allerdings auch in den Augenlinsen und in den Nervenzellen ablagern. In der Linse abgelagert kann Grauer-Star sog. Katarakt entstehen. In den Nervenzellen kann es zu Störungen bei der Übermittlung von Nervenimpulsen kommen. Des Weiteren wird die Hormonausschüttung durch die zunehmende Verkalkung

gestört und so alle Zellen in ihrer Funktion eingeschränkt.

Eine Verkalkung verursacht einen intrazellu-
lären Magnesiummangel, also einen Mangel innerhalb der Zelle. Da Magnesium für die Aktivierung vieler Enzyme notwendig ist, führt ein solcher Mangel häufig zu einer weniger effizienten
und blockierenden Energieproduktion. Über-
schüssiges Kalzium schädigt die Zellmembranen,
wodurch Nährstoffe schlechter in die Zellen hin-
ein- und Abfallprodukte schlechter heraustrans-
portiert werden können. Steigt anschließend der
intrazelluläre Kalziumspiegel zu stark, sterben die
Zellen ab.

Es wird also deutlich, welchen Stellenwert
Bor bei der Regulierung von Zellmembranfunkti-
onen, besonders beim Durchlass von Kalzium und
Magnesium hat. Durch einen Bormangel, reichert
sich zu viel Kalzium in den Zellen an, wodurch das
Magnesium nicht an dessen Stelle gelangen kann,
um es zu ersetzen. Die einhergehenden Erkrankungen und Probleme haben vorwiegend ältere

Menschen. Sind Sie jung und gesund, reicht ein normales Kalzium-Magnesium-Verhältnis von 2:1. Dieses Verhältnis kann mit einer ausgewogenen Ernährung leicht erreicht werden.

DER STANDPUNKT DER MEDIZIN UND DER PHARMAINDUSTRIE

Etwa 30 Prozent der westlichen Bevölkerung leiden an Krankheiten, die das Knochengerüst betreffen. Seien es die verschiedenen Formen von Arthritis, Arthrose oder die damit verwandte Osteoporose. Durch die beachtliche Anzahl an Knochenbrüchen, bedingt durch Osteoporose, ist ein langfristiger Aufenthalt in der Klinik unausweichlich. Vor allem Frakturen der Hüfte bzw. des Beckens benötigen eine sehr lange Genesungsphase, was für die Medizin und die Pharmaindustrie sicherlich eine ganz nette Einkommensquelle darstellen könnte. Wenn tatsächlich Bor bzw. Borax auch nur einen Teil der Erkrankung oder der Knochenbrüche reduzieren kann, würde dies mit

großen Gewinneinbußen einhergehen. Als Dr.
Newnham damals diese Eigenschaft von Borax
entdeckte, war dies für die Medikamentenhersteller nicht weiter schlimm, doch heute, wo die ganze
Welt miteinander vernetzt ist, sieht es anders aus.
Jeder kann sich informieren, auch zu alternativen
Heilmethoden.

Doch leider finanziert die Pharmaindustrie einen Großteil der Forschung und ihr ist es nicht besonders daran gelegen, Dr. Newnhams Ergebnisse
und andere positive Studien zu reproduzieren.
Tatsächlich gibt es die meisten positiven und
neutralen Studien zu diesem Thema aus China,
der Türkei und Japan. Die Gelder fließen, statt für
konstruktive Studien, in patentierte Bor-Medikamente mit einem eingeschränkten Anwendungsbereich in der Chemotherapie. Es wird also sehr
viel Energie investiert, um Borax als teuflisches
Gift mit reproduktionstoxischen Eigenschaften zu
deklarieren. Interessant ist, dass der Ersatzstoff
Natriumperkarbonat, dreimal giftiger ist als Borax. Aus welchem Grund also, wird Borax

verboten, die Ersatzstoffe die allerdings wirklich bedenklich sind aber nicht? Warum wird ein Stoff, welcher als gefährlich gilt, von einem anderen Stoff ersetzt, welcher nachweißlich um ein vielfaches schädlicher ist für die Gesundheit?

Fragen über Fragen und die tatsächliche Antwort weiß wohl niemand. Ich möchte hier niemandem etwas unterstellen und auch keine Verschwörungstheorien verbreiten. Fakt ist, es gibt diese Theorien und jeder muss für sich selber entscheiden, wie die Sachlage einzuschätzen ist.

ANWENDUNG BEI ARTHROSE UND ARTHRITIS

Bor oder Borax soll in der richtigen Dosierung als alternative Methode zur Linderung von Arthrose- und Arthritis-bedingten Beschwerden eingesetzt werden. Als 1960 der Osteopath Dr. Rex Newnham an Arthrose erkrankte und die klassische Schulmedizin bei ihm keinen Erfolg brachte, entschloss er sich für eine andere Therapie.

Da er auch als Naturheilkundler beschäftigt war und ein umfangreiches Wissen über die Biochemie von Pflanzen verfügte, begann er seine Selbsttherapie. Er wusste, dass Bor den Kalziumstoffwechsel von Pflanzen unterstützt und beschloss, selbst 30 Milligramm Borax pro Tag zu sich zu nehmen. Er berichtete, dass innerhalb von drei Wochen seine Schmerzen, Schwellungen und die Steifigkeit der Gelenke nahezu verschwunden waren.

Dies berichtete er auch den medizinischen Hochschulen und den Gesundheitsbehörden, doch

dort interessierte sich niemand für seine Entde-
ckung. Anders war es bei weiteren Arthrosepati-
enten, diese waren von Newnhams Erfahrungen
begeistert. Er ließ Tabletten mit einer sicheren
und wirksamen Boraxdosis herstellen, denn einige der Arthrose-Patienten hatten Angst vor der
Einnahme, da die Verpackungen mit dem Gift-
warnsymbol versehen waren.

Es wurde wie schon erwähnt, ursprünglich
für andere industrielle Zwecke eingesetzt. Nachdem er die Produktion nicht mehr stemmen
konnte, sollte ein Medikamentenhersteller diese
übernehmen. Ein großer Fehler, wie sich heraus-
stellte. Newnham wurde signalisiert, dass sein
Arthrose-Medikament, viele teure Medikamente
vom Markt verdrängen würde und dies zu Um-
satzeinbußen führen wird.

So wurde von dem Vorstand der Pharmaindustrie in australischen Gesundheitsausschüssen
im Jahr 1981 eine Verordnung veröffentlicht, die
besagt, dass Bor giftig sei und das egal in welcher
Menge und Konzentration. Nachdem er seine

Strafe beglichen hat, begann er mit der Publizierung von mehreren wissenschaftlichen Artikeln zur Arthrosebehandlung mit Bor.

So beschrieb er einen Versuch welcher Mitte der 1980er Jahre in dem Royal Melbourne Hospital durchgeführt wurde. Bei 58 Prozent der Patienten die Borax als Mittel bekommen haben, wurde eine Verbesserung der Probleme aber auch des Allgemeinbefindens mit weniger Ermüdungserscheinungen dokumentiert. Im Vergleich zu der Kontroll-Gruppe ein deutlicher Unterschied. Hier wurde eine Verbesserung von 12 Prozent erreicht, eine Besserung des Allgemeinbefindens blieb allerdings aus. Nebenwirkungen sind keine aufgetreten.

Seine Forschung beschäftige sich hauptsächlich mit dem Zusammenhang von Arthrose-Erkrankungen und dem Borgehalt des Bodens. So fand er heraus, dass Jamaika die niedrigsten Werte an Bor im Boden aufweisen konnte und hier tatsächlich um die 70 Prozent der Menschen an Arthrose leiden. In diesem Zusammenhang

kann man also vermuten, dass dies auf eine bor-
arme Ernährung zurückzuführen ist. Ein weiteres
Beispiel für die Wirkung ist, dass alle natürlichen
Heilbäder für Gelenkserkrankungen sehr hohe
Borwerte aufweisen. Des Weiteren ergaben Kno-
chen- und Gelenksanalysen, dass gesunde Knochen und Gelenke deutlich höhere Borwerte auf-
wiesen als erkrankte und hierdurch die Knochen-
festigkeit gesteigert wurde.

Er merkte allerdings an, dass bei circa 30 Prozent eine Herxheimer-Reaktion zu beobachten
sei. Dabei handelt es sich um eine anfängliche Ver-
schlechterung der Symptome durch die Abtötung
der Erreger.

In einer neueren Pilotstudie nahmen 20 Patienten mit Arthrose teil. Die Ergebnisse legen offen, dass die Teilnehmer bei einer Einnahme von
6 mg Bor zu 50 Prozent eine Verbesserung erreichen konnten. Im Vergleich dazu, hatte die Kontrollgruppe nur 10 Prozent erreichen können.
Doch die durchgeführten Studien sind nicht ausreichend, um Borax als Medikament zuzulassen.

Auch nicht, wenn es unter strengen Kontrollen produziert würde.

WIE BORAX OSTEOPOROSE UND DIE BESCHWERDEN LINDERN KANN

Wie schon erwähnt, führt ein dauerhafter Mangel an Bor zum Verlust von Kalzium und Magnesium, welches aus den Knochen und den Zähnen stammt. Somit könnte der Mangel ein wichtiger Faktor bei der Entstehung von Zahnproblemen und Osteoporose darstellen.

Wussten Sie, dass sage und schreibe circa 50 Prozent der Menschen über 50 Jahren in Amerika an Osteoporose leiden? Davon sind etwa 80 Prozent Frauen und 20 Prozent Männer. Weltweit wird angenommen, dass eine von drei Frauen und einer von 12 Männern über 50 Jahren an altersbedingter Osteoporose erkranken. Bei Versuchen an Ratten wurde 30 Tage lang ein Bor-Supplement gegeben. Die Knochenqualität wurde anschließend mit der Kontrollgruppe verglichen. Es scheint so, als wenn die Besserung aufgrund von verschiedenen Faktoren zustande kommt. Durch das Bor werden die Knochen härter und die Sexualhormone stabilisiert. Dadurch wird ein normaler Hormonspiegel hergestellt.

Es wird angenommen, dass der schnell abfallende und niedrige Östrogenspiegel nach den Wechseljahren der Hauptgrund für so viele ältere erkrankte Frauen ist. Im Vergleich dazu, sinkt der Testosteronspiegel bei Männern deutlich langsamer ab. Inzwischen wurde sogar bewiesen, dass bei Frauen in den Wechseljahren die Supplementierung mit Bor dazu führte, dass im Blutspiegel die Menge der aktivsten Östrogene aufs Doppelte erhöht wurden.

DIE WIRKUNG AUF SEXUALHORMONE WIE TESTOSTERON UND ÖSTROGENE

Wie weiter oben schon erwähnt hat Bor Auswirkungen auf die Sexualhormone. Im Vergleich zu Hormonerstatztherapien, bei denen das Risiko auf Gebärmutterkrebs und Brustkrebs deutlich erhöht wird, soll dieses Risiko bei der richtigen Einnahme von Bor nicht gegeben sein. Vermutet wird, dass der Grund dafür die selbst produzierten und nicht künstlich eingenommenen Hormone sind. Des Weiteren liegen derzeit noch keine Beweise vor, die besagen, dass Bor den Östrogenspiegel über den Normalwert anhebt. So könnten auch Frauen, die an einem zu hohen Östrogen- und zu niedrigen Progesteronwert haben auf Borax zurückgreifen.

Wussten Sie, dass etwa 50 Prozent des Testosterons an sexualhormonbindende Albumine und etwas über 40 Prozent an die Globuline gebunden werden? Es liegen tatsächlich nur circa zwei Prozent als freies Testosteron vor. Die freien Werte dieses Hormons sind die Interessanten, denn sie sind nur in dieser Form biologisch wirksam und haben einen positiven Einfluss auf das Muskelwachstum, die Stimmung und die Motivation. Hier kommt Bor ins Spiel, denn es soll sich positiv auf genau diese Form des Hormons auswirken. In einer Studie von 2011 nahmen 10 männliche Teilnehmer über einen Zeitraum von 7 Tagen, 10 mg Bor einmal täglich zu sich.

Bei der erneuten Blutuntersuchung ergab sich, dass die Werte des Hormons sich tatsächlich verändert hatten. So war das freie Testosteron um 28 Prozent erhöht, das freie Östrogen um 39 % gesunken und das Dihydrotesttosteron (DHT) stieg ebenso um etwa 10 % an.

Eine weitere Studie, die ursprünglich Vitamin-D unter dem Einfluss von Bor erforschen sollte, fand als Nebenbefund heraus, dass es tatsächlich einen positiven Einfluss auf das freie Testosteron der männlichen Teilnehmer hatte. In dieser Studie nahmen die 13 männlichen Teilnehmer

6 mg Bor (Calcium-Fructoborat) über einen Zeitraum von zwei Monaten ein. So wurde wieder nach dem Ende der Zeit eine Blutuntersuchung durchgeführt und das erstaunliche Ergebnis wurde deutlich. Die freien Werte des Testosterons haben sich nach der Supplementierung mit Bor im Schnitt um 29,5 Prozent erhöht. Studien an Tieren ergaben dieselben Ergebnisse. Aufgrund der jedoch sehr kleinen Teilnehmerzahl und geringen Studienlage, kann bisher keine sichere und konkrete Antwort seitens der Forscher zur Auswirkung auf das Testosteron gemacht werden. Jedoch legen die vorhandenen Ergebnisse nahe, dass diese Ergebnisse auch mit einer größeren Teilnehmerzahl zu erwarten ist.

Untersuchungen durch Forrest Nielsen und Curtis Hunt (USA)an Frauen, die sich in der Menopause befinden ergaben, dass bei einer ständigen und niedrigen Zufuhr von Bor, ca. 0,25 mg pro Tag, und vor allem sehr borarmer tierischer Nahrung die Ausscheidung von Calcium und Magnesium im Urin deutlich erhöht war. Nach nur 8 Tagen nach dem Beginn der Nahrungsergänzung mit 3mg Natriumborat – also Borax, gingen die Ausscheidungen über 40% zurück. Erklärt wird es von den Forschern dadurch, dass Bor den Proteinabbau hemmt.

Da der Knochen unter anderem aus Proteinen besteht kann der Abbau dieser Proteine aus dem Zellskelett gebremst werden. Weitere Nachforschungen über die Ursachen dafür deckten die erstaunliche Tatsache auf: Bor soll in der Lage sein ein spezifisches Enzym – die Hydroxylase – zu aktivieren. Dieses Enzym ist für die Bildung von Östrogenen, weiteren Hormonen und von Hydroxy-Vitamin D 3 notwendig. Auch hier kam es innerhalb von 8 Tagen, nach dem Beginn der behandelten Frauen zu einem deutlich erhöhten Hormonspiegel. Aber auch diese Erkenntnisse haben in Deutschland keinerlei Auswirkungen auf das Verbot der medizinischen Anwendung von Bor zeigen können.

Wenn rechtliche und brauchbare Informationen zu der Wirksamkeit bewusst zurückgehalten werden sollten, ist das unverantwortlich, wenn dabei ältere Menschen nicht berücksichtigt werden. Es ist kein Geheimnis, dass ältere Menschen häufiger unter einem Vitamin-D-Mangel leiden als jüngere Menschen. Sie verbringen die Zeit meistens im Haus und können so kein Vitamin-D über das Sonnenlicht aufnehmen. So kann man also sagen, Bor hilft bei Frauen bei der Bildung von Östrogenen und bei Männern die Zirkulation der Serum-Konzentration von Testosteron zu erhöhen. Somit lässt es die Hormone „tanzen". Es soll die Wirkungen der Sexualhormone, Östrogen und Testosteron, nachahmen und verstärken.

WAS IST DIE ZIRBELDRÜSE UND WIE BORAX DIE FUNKTIONALITÄT DIESER DRÜSE WIEDER HERSTELLEN KANN

Die Zirbeldrüse wird bei manchen Leuten häufig mit dem sogenannten „Dritten Auge" bzw. dem 6. Chakra in Verbindung gebracht. Erklärend kann man sagen, dass es sich um verschiedene Zugangsweisen zum selben Thema handelt. Die Zirbeldrüse, oder auch Epiphyse genannt, ist ein Teil des Gehirns. Somit ist es ein bestimmtes Organ mit Gewicht und genauer Lokalisation, die schon wie lange bekannt, bei allen Wirbeltieren vorkommt. Bei manchen Fischen, Reptilien und Amphibien sind die Nervenfasern mit der Zirbeldrüse und den lichtempfindlichen Photo-Rezeptoren auf dem Schädeldach verbunden. Obwohl die Zirbeldrüse gewissermaßen ihre Verbindung nach außen und die Wichtigkeit bei vielen Menschen verloren hat, halten die Hirnforscher sie für ein sehr wichtiges Organ. Grund für die Aussage der

Forscher sind die Laborbefunde zur histologi-
schen und biochemischen Untersuchungen. Die
Zirbeldrüse ist als Teil des Gehirns ein physisches
Organ mit bestimmten Eigenschaften. Diese Eigenschaften können wissenschaftlich überprüft
und gemessen werden. So stellten Forscher fest,
dass die Zirbeldrüse schon ab ca. der 7. Woche in
der embryonalen Entwicklung vorhanden ist. Ab
einem Alter von jedoch 17-20 Jahren, beginnt die
Zirbeldrüse zu verkalken und die Melatonin-Pro-
duktion nimmt stark ab.

Sie hat sich allerdings im Laufe der Evolution
stark zurückgebildet. So ist sie von der ursprünglichen Größe von ca. 3 Zentimetern auf wenige
Millimeter geschrumpft. Ein Grund ist sicherlich,
dass wir unserem natürlichen Lebensrhythmus,
so wie er früher einmal war, nicht mehr folgen.
Stattdessen wird durch künstliches Licht die
Nacht zum Tag gemacht und sehr viele Menschen
bewegen sich nicht mehr ausreichend an frischer
Luft, sodass sie nur noch sehr wenig Sonnenlicht
tanken können. Hinzu kommt, dass viele

Menschen unter einer schlechten Nachtruhe und einer hohen Belastung des Körpers mit Toxinen wie z.B. Fluoriden leiden.

Dies sind alles Faktoren, die eine gravierende Auswirkung auf die Aktivität und Funktion der Zirbeldrüse haben und die Verkalkung beginnen lassen. So ist die Aufgabe der Zirbeldrüse zum einen, Serotonin in Melatonin umzuwandeln und zum anderen, die Regulierung der Schlaf- Wachzyklen. Sie dirigiert und arbeitet wie ein Taktgeber vieler Abläufe im Körper. Im Schlaf setzt die Epiphyse, also die Zirbeldrüse, psychoaktive Botenstoffe frei. Diese Botenstoffe sind der Grund dafür, dass wir träumen. In bestimmten Situationen wie zum Beispiel einer Nahtod-Erfahrung kann sie jedoch auch das bewusstseinserweiternde DMT freisetzen.

Eine Aufgabe vom Melatonin ist es, dass Sie müde werden und es leitet den Prozess des Schlafens ein. Aber das ist noch nicht alles. Melatonin ist eigentlich der Hauptrhythmusgeber für alle anderen Rhythmen in unserem Körper. Aus der

Chronobiologie ist bekannt, dass es im Körper mehrere verschiedene Rhythmen gibt. Diese sind untereinander genau abgestimmt.

Es kommen etwa 200 unterschiedliche und verschiedene Rhythmusgeber, auch Oszillatoren genannt, im Körper vor. Allen voran ist selbstverständlich das Herz von herausragender Bedeutung. Direkt danach folgt das Gehirn. Wenn jedoch irgendetwas aus dem Rhythmus kommt, dann ist es meistens auf einen Mangel an Melatonin sowie eine verminderte Zirbeldrüsenaktivität zurückzuführen. Es wird jedoch auch vermutet, dass künstliche Beleuchtung, sei es auf dem Bildschirm oder auch jegliche andere Form von unnatürlichem Licht wie LEDs, dafür sorgen, dass es in dem Gehirn zu einem veränderten Tag – Nacht-Rhythmus kommt.

Der heutzutage vermehrt vorkommende Elektrosmog führt zu einer Degeneration der Zirbeldrüse. Elektrosmog umfasst elektromagnetische Frequenzen und Pulsformen die nicht in einem biologischen System vorkommen. Dies ist jedoch nicht der einzige Grund für eine verminderte Funktion. Belastete Lebensmittel, die mit künstlichen und chemischen Zusätzen verarbeitet werden und Psychopharmaka haben einen Einfluss auf die Zirbeldrüse. Aber auch die Fluoride, die in jeglichen Lebensmitteln vorkommen, sei es Speisesalz, Mineralwasser oder der Zahnpasta und eine negative Auswirkung auf den Körper haben, führen ebenso zur verkalkten, degenerativen Zirbeldrüse.

Wenn man es offen betrachtet, ist Fluorid ein biologisch nicht abbaubares Umweltgift, welches offiziell noch bis 1945 als Giftstoff klassifiziert wurde. Wussten Sie, dass Fluoride an 24 Schädigungen an Enzymen nachgewiesen werden konnten? Wenn man bedenkt, dass sehr viele Krankheiten aufgrund von einer Störung des Enzymsystems verursacht werden, fragt man sich doch tatsächlich weshalb es eingesetzt werden darf.

So schrieb bereits 1936 die Vereinigung der amerikanischen Dentisten, dass Fluorid mit einer Konzentration von 1 ppm (part per million) genauso giftig wie Arsen und Blei sei. Es ist so gefährlich, weil sich die Fluoride in dem Körper über viele Jahre ansammeln. Der Prof. Dr. Abderhalden sagte hierzu, dass Fluoride die Gestalt von Enzymen verändern und so von dem Immunsystem als Fremdkörper und Eindringling behandelt wird. Es kommt so zu einer Autoimmunreaktion, sprich der Körper bekämpft sich selbst. Hier wird deutlich, dass Borax aufgrund seiner starken bindenden Eigenschaft zur Ausleitung von Fluorid eingesetzt werden kann.

Im Jahr 1943 schrieb das Journal der amerikanischen Ärzte-Vereinigung, dass Fluorid generell ein protoplasmisches Gift sei und die Durchlässigkeit der Zellmembranen durch die verschiedenen Enzyme verändert. Aufgrund der stärkenden Wirkung von Borax auf die Zellmembran, erscheint es als ein durchaus positiver Stoff, um diesen Effekt zu verhindern.

Allerdings sollte immer die richtige Dosis im Auge behalten werden. Dr. Jennifer Luke von der Universität Surrey in England, gab durch ihre

Untersuchungen bekannt, dass die Zirbeldrüse mehr Fluorid in Gewebe ansammelt als alle anderen Gewebe im Körper. So wurde dann offiziell bestätigt, dass Fluorid die Funktionsfähigkeit der Drüse stark beeinflusst.

Aufgrund der dauerhaft eingeschränkten Drüse hat es auch Auswirkungen auf den eigenen Willen. Dieses Wissen war bereits in deutschen und russischen Lagern für Kriegsgefangene bekannt und wurde dort auch eingesetzt. Das Ziel, so hieß es, war die Besatzung „dumm und arbeitswillig" zu machen. Denn durch eine gesteigerte Fluoridzufuhr werden leichte Schäden in einem bestimmten Teil des Gehirns verursacht. Diese Schäden sollen dafür sorgen, dass betroffene Personen schwerer ihren eigenen Willen behalten können. Somit stieg die Bereitschaft, ernannte Autoritäten und deren Befehle zu akzeptieren und umzusetzen.

Des Weiteren ist Fluorid eine der stärksten bekannten antipsychotischen Substanzen. Es wird in rund 25 % aller relevanten Beruhigungsmittel und in 60% der Psychopharmaka eingesetzt. Wenn Sie sich nun also überlegen, dass zum Beispiel eine Psychose durchaus in der Epiphyse, also der Zirbeldrüse, aufgrund von einer erhöhten oder auch veränderten Tätigkeit ausgeht, kann durch die hemmende Eigenschaft von Fluorid auch die Psychose gehemmt werden – so die Theorie.

Es ist wirklich unglaublich, dass ein Wirkstoff, der uns durch Beschlüsse der Gesundheitsämter verordnet wird, im Grunde genommen ein Giftstoff ist. In Australien regt sich bereits ein Widerstand gegen die „Zwangsmedikamentierung" des Trinkwassers. Wissenschaftler gaben bekannt, dass die zugesetzten Substanzen alles andere als zuträglich sind. Und das alles geschieht tagtäglich vor den Augen der Gesundheitsbehörde.

Es wurden bis Februar 2015 insgesamt über 50 Studien veröffentlicht, die den direkten Zusammenhang zwischen Fluorid und menschlicher Intelligenz untersuchten. In diesen Studien wurden die Lern-und Gedächtnisfähigkeiten untersucht.

In 43 der 50 Studien wurde bei einem erhöhten Fluoridanteil im Körper eine Schwächung der Leistung des Gehirns festgestellt.

Bei diesen Studien wurden unter anderem 11.000 Kinder untersucht. Aber auch in 32 Studien, die an Tieren durchgeführt wurden, konnten genau diese Defizite nachgewiesen werden. So liefern die Ergebnisse erstaunliche Beweise für die Auswirkung von Fluor auf das Gehirn.

Es zeigt sich also, dass Borax mit seiner Fluoridausleitenden und bindenden Eigenschaften von Stoffen durchaus eine wichtige Rolle spielen kann. So wäre es durchaus denkbar, mit dem richtigen Einsatz von Borax wieder einen Normalzustand der Zirbeldrüse zu erreichen.

WIE SIE MIT BORAX PILZE BEKÄMPFEN KÖNNEN

Borax hat eine hervorragende fungizide also pilz-tötende Wirkung, weshalb es auch dort häufig zum Einsatz kommt bzw. kam. Bei einem gesunden Menschen sind Candida harmlose Hefezellen, die sich an zahlreichen Orten des Körpers, wie zum Beispiel im Darm, in geringer Menge aufzufinden.

Diese Hefezellen können sich jedoch aufgrund eines geschwächten Immunsystems zu Ketten, so genannte Pseudo-Hyphen, zusammenschließen und schließlich stark eindringende und fadenförmige Zellstrukturen bilden. Diese Zellstrukturen können schließlich die Darmwand schädigen und so Entzündungen verursachen. Die Candida sind allerdings auch im Stande, eine zähe Biofilmschicht zu bilden. So ergab eine Studie zu diesem Thema, dass Borsäure oder Borax die Bildung dieses Biofilms und die Entwicklung von harmlosen Hefezellen zu solchen Zellketten hemmen.

Mögliche Dosierungen und Nebenwirkungen

Sollten Sie sich Borax in Form von Pulver kaufen, sollten Sie fünf bis sechs Gramm Borax in einem Liter Wasser lösen. Das Wasser sollte chlor- und fluoridfrei sein. Haben Sie Wasser und Pulver gemischt, ist Ihr

Konzentrat fertig und kann in eine Flasche abge-
füllt werden und unbedingt beschriftet werden!

Die im Folgenden beschriebene Einnahme
stellt lediglich die im Allgemeinen als gängige Dosierung gewählte Menge dar. Ganz entscheidend
ist jedoch, dass Sie sich bewusst sind, dass wirklich jeder Mensch unterschiedlich ist und auch unterschiedlich reagiert. Bevor Sie eine Selbsttherapie mit Borax beginnen, müssen Sie unbedingt einen Arzt konsultieren. Sie können auch mit ihm
zusammen regelmäßig ihr Blut testen lassen. So
sehen Sie ganz genau, wie sich das Bor auf Ihren
Körper auswirkt.

Die Standarddosis bei einer Borax-Anwen-
dung ist ungefähr fünf Milliliter, dies entspricht
etwa einem Teelöffel der oben beschriebenen Lö-
sung und versorgt Sie mit drei Milligramm Bor. Sie
sollten anfänglich eine Standarddosis pro Tag und
zu einer Mahlzeit zu sich nehmen. Sie können,
wenn Sie ein gutes Gefühl haben, noch eine weitere Standarddosis einnehmen. Es ist allerdings
wichtig, dass Sie genau auf Ihren Körper achten.

Meistens wird es jedoch in Form von Tabletten oder Kapseln eingenommen.

Die Dosierung schwankt von Präparat zu Präparat und sollte immer auf der Packungsbeilage angegeben werden. Als Richtwert gilt jedoch, dass die maximale tägliche zu tolerierende Dosis, für einen gesunden erwachsenen Menschen, bei circa 20 mg Borax liegt. Mehr als diese Menge sollte keinesfalls eingenommen werden. Bei Naturmedikamenten wie Borax, aber auch Homöopathische Mittel sind es in der Regel keine klassischen Nebenwirkungen in dem Sinne. Es handelt sich meistens um sogenannte Heilreaktionen. Diese Reaktionen nennt man auch „Herxheimer-Reaktion".

Am häufigsten tritt diese Reaktion bei der Behandlung von Candida-Infektionen auf, aber auch bei starken und langjährigen Verkalkungen im Körper. So ist es für den Körper eine große und anstrengende Aufgabe diese Verkalkungen aufgrund der Einnahme von Borax, in kurzer Zeit umzulagern bzw. auszuscheiden. Vor allem an den am häufigsten betroffenen Gelenken wie der

Schulter, der Hüfte aber auch dem Knie, kann es über eine längere Zeit zu Problemen und Beschwerden kommen.

Es können zudem Missempfindungen, sowie Durchblutungsstörungen und schwere Krämpfe während der Einnahmezeit auftreten. Aber auch Nervenstörungen an den Händen und Füßen können Taubheitsgefühle oder eine verminderte Empfindlichkeit der Hautoberfläche hervorrufen. Da große Mengen an Kalzium und Fluorid durch die Nieren gelangen, um über den Urin ausgeschieden zu werden, kann es auch hier zu vorrübergehenden Nierenschmerzen kommen. Diese Heilreaktionen sind leider unvermeidlich, wenn Sie mit Borax Ihre Gesundheit und den Zustand Ihres Köpers verbessern wollen.

Sollten Sie solche starken Wirkungen bei sich beobachten, reduzieren Sie die Dosis oder setzen es vorrübergehend ab. Sind die Heilreaktionen abgeklungen, können Sie wieder langsam anfangen. Wie bei so vielen Dingen, hat sich auch hier eine stark gesteigerte Flüssigkeitsaufnahme bewährt.

So verdünnen Sie zum Beispiel die Kalzium und Fluorid-Konzentration des Urins.

Eine Borvergiftung können Sie durch verschiedene Symptome erkennen. Allerdings ist eine Blutuntersuchung der einzige Weg, um die wirkliche Ursache für die Symptome zu finden. Die typischen Symptome sind Gewichtsverlust, Leber- und Nierenschäden, schuppende Hautentzündungen, Blutarmut aber auch Magen-Darm-Entzündungen können auftreten.

WICHTIG: Bewahren Sie das Konzentrat-Wasser immer außerhalb der Reichweite von Kindern auf! Schwangere, stillende Mütter aber auch Kinder sollten allerdings, aufgrund der nicht ausreichenden Beweise durch Studien, auf die Einnahme verzichten. Achten Sie genau auf die einzunehmende Dosis.

BESTEHT EINE GENERELLE GESUNDHEITSGEFAHR BEI DER EINNAHME UND DEM KONTAKT MIT BORAX?

Wie auch Sie wissen, sind Tierversuche in diesen Bereichen bedauerlicher Weise unmöglich zu umgehen. Um Ihnen zu möglichen Gesundheitsgefährdungen zu Bor Informationen zu geben, muss ich leider auf diese Ergebnisse der Versuche zurückgreifen. Laut dem Sicherheitsdatenblatt besteht für Borax eine niedrige akute orale Toxizität, die tatsächlich geringer ist als bei Tafelsalz.

Bei Borax ergab sich bei Ratten eine latente Dosis von 50 (Maß für Toxizität) bei einer Dosierung on 4500-6000 mg/Kg Körpergewicht. Im Vergleich zu Borax hat Tafelsalz eine latente Dosis von 50 bei einer Menge von 3000 mg / Kg. Dies können Sie im Sicherheitsdatenblatt nachlesen.

Bei sehr hohen Dosen zeigten sich Auswirkungen auf die Fruchtbarkeit und auf die Hoden. In Studien, bei denen in hohen Dosen Borsäure bei

Ratten angewandt wurde, zeigte sich außerdem eine Auswirkung auf die fötale Entwicklung einhergehend mit Gewichtsverlust.

Man muss dazu allerdings sagen, dass die angewandte Menge um ein deutliches höher war als es beim Menschen üblich ist. Es gab in den Studien keine Hinweise auf eine krebserregende und erbgutverändernde Eigenschaft. Des Weiteren gab es keinen Anstieg von Lungenerkrankungen oder Problemen der Atemwege bei Menschen, die berufsbedingt dauerhaft Borax-Staub ausgesetzt sind. Ebenso gab es keine Auswirkungen auf die Fruchtbarkeit bei diesen Menschen.

Die US-Umweltschutzbehörde EPA und die Gesundheitsschutzbehörde gaben bei einem Bericht folgendes über Vergiftungen mit Borax bekannt. In diesem Bericht standen 784 Vergiftungsfälle, die versehentlich Borsäure in einer Dosis von zehn bis zu 88 g zu sich nahmen. Es wurden keine Todesfälle gelistet und rund 88 Prozent der vergiftungsfälle verliefen asymptomatisch, das bedeutet, dass keine Symptome bemerkt wurden.

Bei den Kindern und Erwachsenen, die jedoch mehr als 84 Milligramm Bor pro Kilogramm zu sich nahmen, wurden Auswirkungen auf den Magen-Darm-Trakt, Herz-Kreislauf, Nieren, Leber, das ZNS das zentrale Nervensystem und zu Hauterkrankungen beobachtet.

Auch Todesfälle wurden bei solchen enorm hohen Dosen gelistet. Dazu muss man jedoch sagen, dass 84 mg/Kg Bor, 5 g Borax bei einem Körpergewicht von 60 Kilos entspricht. Dass eine solche Menge ausversehen eingenommen wird ist sehr unwahrscheinlich, aber natürlich nicht ausgeschlossen.

Das Institut für Risikobewertung (BfR) gab bekannt, dass eine Menge von 1mg Bor pro Tag als unschädlich und somit unbedenklich sei. Die Weltgesundheitsorganisation (WHO) stuft sogar die tägliche Dosis von 1-13 mg pro Tag als sicher ein. So sind sich Wissenschaftler sind sich einig darüber, dass es für Tiere ein lebensnotwendiges Element ist. Aufgrund von fehlenden Beweisen gilt es für den Menschen nach wie vor als nicht essentiell. Leider wurde durch das allgemeine Verbot in Europa, auch jegliche weiteren Forschungen zu diesem Thema verhindert oder sehr erschwert. So gilt Bor für die meisten Mediziner noch immer als Schadfaktor. Ein Grund könnte sein, dass bei damaligen Untersuchungen immer eine viel zu große Menge an Bor eingesetzt wurde.

Das komplette Verbot von Bor in der Medizin könnte also genauso unsinnig sein, als wenn man Kochsalz verbieten würde, da auch durch Kochsalz gewisse Schäden verursacht werden können. Die allgemein definierte tödliche Dosis liegt bei Bor bei 45 g und bei Kochsalz 30 g.

Allerdings sind auch diese Angaben von dem Bundesgesundheitsamt fraglich, denn es sind Fälle bekannt, wo Menschen selbst die Einnahme von 200 g Borat überlebten. Jedoch reichen bei Kindern und kranken Menschen, sowohl bei Kochsalz als auch bei Bor, deutlich geringere Dosen, um Vergiftungen auszulösen. Der Unterschied und ein bedeutender Grund für die Sorge an einer Borvergiftung mag sein, dass Borwasser im Vergleich zu

Salzwasser neutral schmeckt. Somit ist die genaue Kennzeichnung und Sicherung von Borwasser sehr wichtig.

SIND BORATE WIRKLICH REPRODUKTIONSTOXISCH?

Nach der neuen Gesetzgebung wurden Borate als reproduktionstoxisch eingestuft, obwohl in Untersuchungen dies nicht bewiesen werden konnte. So wurde zum Beispiel im Jahr 1972 die Wirkung von Boraten auf die Fortpflanzung untersucht. Getestet wurden 28 Arbeiter, die länger als 10 Jahre in der Borsäureproduktion gearbeitet haben. In der Luft wurden Messungen von <10mg Borsäure/m^3 Luft festgestellt.

Die Höchstwerte lagen bei 20-83 mg/m^3. Als Kontrollgruppe diente eine Gruppe Männer gleichen Alters, die keinen Kontakt mit Bor hatten. Die Untersuchung der Samenflüssigkeit ergab, dass bei 6 von 28 Arbeitern ein erniedrigter Wert der Spermienzahl und der Beweglichkeit beobachtet werden konnte. Jedoch unterschied sich die Anzahl von Schwangerschaften, im Vergleich zu der Kontrollgruppe nicht.

Aufgrund der geringen Gruppengröße wurde die Studie in ihrer Aussagekraft sehr eingeschränkt. In einer weiteren Studie aus dem Jahr 1994 wurde die Zahl an Lebendgeburten von Paaren untersucht, von denen die Männer über lange Zeit aus beruflichen Gründen Borax „ausgesetzt" waren. Die Ergebnisse wurden als standardisierte Geburtenrate berechnet. An dieser Untersuchung nahmen 542 Personen teil.

Die Anzahl der Personen wurde in fünf Gruppen unterteilt, die verschiedenen Mengen an Borax ausgesetzt waren. Die Werte gingen von 0,8 mg/m^3 bis zu 23,2 mg/m^3. Die Menge an aufgenommenem Borax lag bei einem 7-stündigen Arbeitstag bei einer täglichen Dosis von 28,4 mg Bor. Die Auswertung ergab keine Hinweise auf eine fortpflanzungsschädigende Wirkung durch Boraxexpositionen. Im Gegenteil, die standardisierte Geburtenrate war höher als erwartet und es viel auf, dass der Anteil an weiblichen Nachkommen höher war.

So hieß es in dem Protokoll, dass die Verschiebung des Geschlechterverhältnisses nicht auf die verminderte Zahl von männlichen Nachkommen zurückzuführen sei sondern auf den Anstieg der weiblichen. Allerdings wurde auch diese Aussagekraft aufgrund von ungenauen Angaben zur Dauer und der fehlenden direkten Untersuchung von testikulären Effekten im Zusammenhang mit der Geschlechterverteilung eingeschränkt. Auch der orale Einfluss von Borsäure im Trinkwasser auf die Fortpflanzung wurde in zwei türkischen Orten untersucht. Die Konzentration des Wassers lag dort bei 8,5-29 mg Bor /Liter. Als Kontrollgruppe dienten drei Orte mit Werten von 0,03-0,4 mg/l. Die Untersuchung ergab keinen

Einfluss von Bor auf die Fruchtbarkeit. Es gibt natürlich noch eine Vielzahl an Studien die sich rund um dieses Thema befasst haben. Dennoch ist diese Einstufung erstaunlich, wenn man bedenkt, dass damals Borsäure und Borate im großen

Umfang als Konservierungsmittel für Lebensmittel eingesetzt wurden. Borate sind in kosmetischen Produkten und Badezusätzen enthalten und wurden als mildes Antiseptikum in der Medizin verwendet. Borate sind noch immer ein Bestandteil unseres Trink- und Mineralwassers.

Es wurden jedoch bisher keine reproduktionstoxischen Wirkungen bei Menschen gefunden. Nicht mal bei denen, die tagtäglich mit einer sehr großen Menge zu tun haben. Die Einstufung beruht ausschließlich auf den Ergebnissen aus den Tierversuchen. Bei diesen Versuchen wurden Mäusen und Ratten sehr hohe Dosen verabreicht, die zum Teil im Bereich der akut toxischen Wirkung lagen. Unter dieser Dosis wurden eine verringerte Fruchtbarkeit bei männlichen Tieren und fruchtschädigende Wirkungen bei trächtigen Weibchen festgestellt. Es gibt einen Wirkungsschwellenwert unter dem kein schädlicher Effekt festzustellen ist.

So wurde bei der Aufnahme von 10mg Bor pro Kilokörpergewicht keine schädliche Wirkung festgestellt. Ein großer Unterschied zu anderen Stoffen der gleichen Kategorie. Wenn also ein Mensch genauso empfindlich ist, wie die Versuchstiere, könnte ein Mensch mit einem Körpergewicht von ca. 70 Kilo täglich ca. 0,7g Bor, entsprechen 4g Borsäure oder 6,2g Borax zu sich nehme ohne sich Sorgen um seine Zeugungsfähigkeit zu machen.

Da jedoch die Wirkungen von Spezies zu Spezies sehr unterschiedlich sein können, nimmt der Gesetzesgeber vorsorglich an, dass der Mensch 5-10-mal empfindlicher reagieren könnte als das empfindlichste Versuchstier. Die vorsichtige Herangehensweise ist bei neuen Chemikalien durchaus zu begrüßen. Im Falle der Borate die dem Menschen schon seit Ewigkeiten bekannt sind übervorsichtig, wenn man überlegt, dass andere Stoffe dennoch eingesetzt werden können. Aufgrund des generellen Verbotes, sind weitere und vor allem brauchbare Studien nicht im Fokus und im Interesse der Forschung, der Medizin, sowie der Pharmaindustrie.

Gesetzliche Lage

Mit der Richtlinie 2008/58/EG vom 21. August 2008 gelten folgende Rechts- und Verwaltungsvorschriften für Borax: Es muss mit dem Gefahrensymbol T (giftig) deklariert werden. Des Weiteren wurde es auf die Liste der „reproduktionstoxischen Mittel" der Kategorie 2 eingestuft. So wird beschrieben, dass Borax die Fortpflanzungsfähigkeit beeinträchtigt und das Kind im Mutterleib schädigen kann. Nach der Chemikalien-Verbotsverordnung besteht ein absolutes Abgabeverbot für Stoffe mit solchen Auswirkungen für den privaten Endverbraucher. Seit Dezember 2010 ist dieser Stoff in der EU im Handel nicht mehr erhältlich und die Klassifizierung wurde auf ganz Europa ausgeweitet.

So wird also alles daran gesetzt dieses Mineral zu verbieten, obwohl dessen Ersatzstoffe viel schädlicher sind. Der Bund für Risikobewertung (BfR) gibt eine Bewertung zu Bor, indem er schätzte, dass 1mg Bor pro Tag nicht gesundheitsschädlich sein dürfte.

GENERELLES ABGABEVERBOT – AUCH FÜR APOTHEKEN UND DROGERIEN

Mit dem geltenden Verbot zur Abgabe von Borax und Borhaltigen Produkten gibt es viele Richtlinien, auch für die Apotheken. So gilt die Chemikalienverbotsverordnung auch für Borax. In dieser Verordnung stehen die Vorschriften des Gifthandelsrechts, der Verbote und Einschränkungen des

Inverkehrbringens bestimmter Chemikalien – so auch für Borax. Aufgrund dessen, ist der Verkauf auch in Drogerien und Supermärkten hierzulande ebenso verboten.

GRAUBEREICH INTERNET – TROTZ VERBOTES NOCH IM INTERNET ZU KAUFEN?

Wie so oft stellt sich das Internet als sogenannte Grauzone dar. Dort kann man alles kaufen. Trotz des europaweiten, noch immer geltenden Verbot des Verkaufs und Handels, wird Borax in den verschiedensten Darreichungsformen, sei es als Tabletten, Kapseln oder auch als Pulver oder Globuli dort verkauft. So ist es bei dem wohl bekanntesten Internetanbieter frei für jeden zugänglich.

Ob strafrechtlich dagegen vorgegangen wird, oder ob die Anbieter von dem hier geltenden Verbot nicht Bescheid wissen, sei mal so dahin gestellt. Manche Händler wollen allerdings auch eine

Endverbraucher-Erklärung haben und scheuen sich so nicht vor dem Verkauf.

Fazit

Obwohl überzeugende Daten zu der Wirkung von Borax aus verschiedenen Untersuchungen vorliegen, wird seitens der Medizin nicht darauf eingegangen. So ist der Stoff weiterhin für den Verkauf verboten, obwohl es deutliche Hinweise zu einer Wirkung auf Osteoporose, Arthrose oder andere Erkrankungen gibt. Im Internet werden trotz des Verbotes, viele verschiedene Borax und Bor-Produkte von verschiedenen Anbietern und aus verschiedenen Ländern angeboten. Sollten Sie also die Einnahme von Borax für sich in Betracht ziehen, sollten Sie unbedingt darauf achten, dass das Produkt eine gute Qualität aufweist. In minderwertigen Produkten, können Unreinheiten vorhanden sein, die sich negativ auf den Körper auswirken. Außerdem achten Sie unbedingt darauf, dass es unzugänglich für Kinder aufbewahrt wird und im Falle einer Konzentrationsherstellung auf eine deutliche Beschriftung.

Achten Sie stets auf die korrekte Einnahme. Sofern Sie unerwünschte Wirkungen bemerken, sollte die Einnahme wie schon beschrieben reduziert oder unterbrochen werden.

Haftungsausschluss

Die Umsetzung aller enthaltenen Informationen, Anleitungen und Strategien dieses Buchs erfolgt auf eigenes Risiko. Für etwaige Schäden jeglicher Art kann der Autor aus keinem Rechtsgrund eine Haftung übernehmen. Für Schäden materieller oder ideeller Art, die durch die Nutzung oder Nichtnutzung der Informationen bzw. durch die Nutzung fehlerhafter und/oder unvollständiger Informationen verursacht wurden, sind Haftungsansprüche gegen den Autor grundsätzlich ausgeschlossen. Ausgeschlossen sind daher auch jegliche Rechts- und Schadensersatzansprüche. Dieses Werk wurde mit größter Sorgfalt nach bestem Wissen und Gewissen erarbeitet und niedergeschrieben. Für die Aktualität, Vollständigkeit und Qualität der Informationen übernimmt der Autor jedoch keinerlei Gewähr. Auch können Druckfehler und Falschinformationen nicht vollständig ausgeschlossen werden. Für fehlerhafte Angaben vom Autor kann keine juristische Verantwortung sowie Haftung in irgendeiner Form übernommen werden.

Urheberrecht

Alle Inhalte dieses Werkes sowie Informationen, Strategien und Tipps sind urheberrechtlich geschützt. Alle Rechte sind vorbehalten. Jeglicher Nachdruck oder jegliche Reproduktion – auch nur auszugsweise – in irgendeiner Form wie Fotokopie oder ähnlichen Verfahren, Einspeicherung, Verarbeitung, Vervielfältigung und Verbreitung mit Hilfe von elektronischen Systemen jeglicher Art (gesamt oder nur auszugsweise) ist ohne ausdrückliche schriftliche Genehmigung des Autors strengstens untersagt. Alle Übersetzungsrechte vorbehalten. Die Inhalte dürfen keinesfalls veröffentlicht werden. Bei Missachtung behält sich der Autor rechtliche Schritte vor.

Herstellung und Verlag:

BoD – Books on Demand, Norderstedt

ISBN: 9783752895964

© Sebastian Löwenthal 2020

1. Auflage

Kontakt: Psiana eCom UG/ Berumer Str. 44/ 26844 Jemgum

Covergestaltung: Emilia Lewis

Coverfoto: depositphotos.com